Ecos da Mente:

*História, Ciência e Tratamentos
das Doenças Mentais*

Agradecimentos:

Este livro é um tributo aos inúmeros pesquisadores, médicos, terapeutas e pacientes que contribuíram para o avanço do conhecimento e tratamento das doenças mentais. Sua dedicação e resiliência são a base sobre a qual continuamos a construir um futuro melhor para a saúde mental.

Índice

1. **Introdução**
2. **História das Doenças Mentais**
   - 2.1 Antiguidade
   - 2.2 Idade Média e Renascimento
   - 2.3 Século XIX e Revolução Industrial
   - 2.4 Século XX e Modernidade
3. **Principais Doenças Mentais e Seus Sintomas**
   - 3.1 Depressão
   - 3.2 Ansiedade
   - 3.3 Transtorno Bipolar
   - 3.4 Esquizofrenia
   - 3.5 Transtornos de Personalidade
   - 3.6 Transtorno Obsessivo-Compulsivo (TOC)
   - 3.7 Transtornos Alimentares
4. **Conhecimentos Médicos e Psiquiátricos**
   - 4.1 Neurociência e Saúde Mental
   - 4.2 Psicologia Clínica
   - 4.3 Diagnóstico e Classificação (DSM-5 e CID-11)
   - 4.4 Fatores Biológicos e Genéticos
   - 4.5 Fatores Ambientais e Sociais
5. **Desenvolvimentos na Medicina Psiquiátrica**
   - 5.1 Psicofarmacologia
   - 5.2 Terapias Psicossociais
   - 5.3 Neuromodulação
   - 5.4 Medicina Personalizada

- 5.5 Terapias Digitais
6. **Tratamentos Revolucionários e Futuras Perspectivas**
    - 6.1 Terapia Assistida por Psicodélicos
    - 6.2 Estimulação Magnética Transcraniana (EMT)
    - 6.3 Intervenções Genéticas
    - 6.4 Inteligência Artificial em Saúde Mental
    - 6.5 Telepsiquiatria e Acessibilidade Global
7. **Conclusão**
8. **Bibliografia**

Capítulo 1: Introdução

As doenças mentais têm sido uma constante na história humana, impactando a vida de milhões de pessoas ao longo dos séculos. Este livro busca explorar as complexidades dessas condições, oferecendo uma visão abrangente que vai desde a história e os sintomas até os conhecimentos médicos e os tratamentos revolucionários que estão transformando o campo da psiquiatria.

A Importância das Doenças Mentais

As doenças mentais são condições que afetam o pensamento, o humor e o comportamento de uma pessoa. Elas podem ser temporárias ou crónicas e variam em gravidade de leves a incapacitantes. A Organização Mundial da Saúde (OMS) estima que cerca de 450 milhões de pessoas em todo o mundo sofrem de algum tipo de transtorno mental, tornando-as uma das principais causas de incapacidade. Depressão, ansiedade, esquizofrenia e transtorno bipolar são apenas algumas das muitas condições que compõem esse vasto campo.

Objetivos do Livro

O objetivo deste livro é duplo: educar e inspirar. Primeiro, visa educar os leitores sobre a natureza das doenças mentais, seus sintomas e os fatores que contribuem para seu desenvolvimento. Isso inclui uma exploração das contribuições da neurociência, psicologia e genética, bem como o impacto de fatores sociais e ambientais. Em segundo lugar, este livro busca inspirar uma maior empatia e compreensão, destacando as histórias de pessoas que vivem com essas condições e os avanços que estão sendo feitos para melhorar suas vidas.

Estrutura do Livro

O livro está dividido em oito capítulos principais, cada um abordando um aspecto fundamental das doenças mentais:

1. **Introdução:** Apresenta a importância e os objetivos do livro.
2. **História das Doenças Mentais:** Traça a evolução do entendimento e tratamento das doenças mentais desde a antiguidade até os dias atuais.
3. **Principais Doenças Mentais e Seus Sintomas:** Descreve as principais condições, seus sintomas e como elas afetam a vida das pessoas.
4. **Conhecimentos Médicos e Psiquiátricos:** Explora as bases científicas e médicas que sustentam o campo da psiquiatria.
5. **Desenvolvimentos na Medicina Psiquiátrica:** Detalha os avanços tecnológicos e terapêuticos recentes que estão revolucionando o tratamento das doenças mentais.
6. **Tratamentos Revolucionários e Futuras Perspectivas:** Examina as inovações mais recentes e as tendências futuras na abordagem das doenças mentais.
7. **Conclusão:** Reflexões finais e considerações sobre o futuro do tratamento e compreensão das doenças mentais.
8. **Bibliografia:** Uma lista detalhada das fontes consultadas para a elaboração deste livro.

A Necessidade de Reduzir o Estigma

Um dos maiores desafios no campo das doenças mentais é o estigma que ainda as cerca. Muitas pessoas com transtornos mentais enfrentam discriminação e preconceito, o que pode impedir que busquem ajuda e apoio. Este livro também se propõe a combater esse estigma, promovendo uma compreensão mais profunda e compassiva dessas condições. Ao aumentar a conscientização e a educação sobre doenças mentais, esperamos contribuir para um ambiente onde todos se sintam seguros para buscar tratamento e apoio.

A Evolução dos Tratamentos

Ao longo da história, os tratamentos para doenças mentais evoluíram dramaticamente. De práticas primitivas e muitas vezes desumanas, como a trepanação e o exorcismo, passamos para abordagens mais científicas e humanitárias. Hoje, a psiquiatria moderna oferece uma variedade de opções de tratamento, desde medicamentos eficazes até terapias psicossociais avançadas. Nos capítulos seguintes, exploraremos essas evoluções em detalhes, destacando os marcos históricos e os avanços mais recentes.

Uma Visão de Esperança

Apesar dos desafios, há muitas razões para ter esperança. A pesquisa contínua está revelando novos insights sobre as causas e os tratamentos das doenças mentais. As novas tecnologias estão permitindo diagnósticos mais precisos e tratamentos mais personalizados. E, talvez mais importante, a sociedade está começando a reconhecer a importância da saúde mental, promovendo uma maior aceitação e apoio para aqueles que sofrem de transtornos mentais.

Este livro é uma jornada através do complexo e fascinante mundo das doenças mentais. Esperamos que, ao final, você tenha uma compreensão mais profunda dessas condições, uma apreciação pelas lutas e triunfos das pessoas que vivem com elas, e um sentimento de esperança para o futuro da saúde mental.

Este capítulo introdutório estabelece o tom e o propósito do livro, preparando o leitor para uma exploração abrangente e informativa das doenças mentais, desde a história até os avanços mais recentes e promissores no campo da psiquiatria.

Capítulo 2: História das Doenças Mentais

2.1 Antiguidade

A compreensão das doenças mentais na antiguidade era entrelaçada com mitos, religião e filosofia. As explicações variavam de possessões demoníacas a desequilíbrios físicos e espirituais.

Mesopotâmia e Egito Antigo:

- **Mesopotâmia:** Nas primeiras civilizações, como a Mesopotâmia, as doenças mentais eram frequentemente atribuídas à intervenção de espíritos malignos. Os tratamentos consistiam em rituais religiosos, exorcismos e orações. Sacerdotes e xamãs desempenhavam papéis cruciais na tentativa de curar os doentes mentais.
- **Egito:** No Egito antigo, a abordagem era semelhante. As doenças mentais eram vistas como resultado da influência dos deuses ou espíritos. Os tratamentos envolviam rituais, amuletos e práticas mágicas para apaziguar as entidades responsáveis. Apesar dessas crenças sobrenaturais, havia também uma percepção inicial de que o cérebro era a sede das emoções e pensamentos, como evidenciado nos textos médicos do papiro Ebers.

Grécia e Roma:

- **Hipócrates:** Na Grécia antiga, Hipócrates foi pioneiro ao sugerir que as doenças mentais tinham causas naturais e não sobrenaturais. Ele introduziu a teoria dos quatro humores: sangue, fleuma, bile amarela e bile negra. Segundo Hipócrates, um desequilíbrio desses humores resultava em doenças, incluindo as mentais. Tratamentos recomendados incluíam mudanças na dieta, exercícios e banhos.
- **Galeno:** O médico romano Galeno expandiu as ideias de Hipócrates, propondo que as emoções estavam ligadas aos órgãos internos e ao sistema nervoso. Ele acreditava que a melancolia (depressão) era causada pelo excesso de bile negra. Os tratamentos recomendados por Galeno incluíam dietas específicas, exercícios, banhos e, em casos extremos, sangrias para equilibrar os humores.

2.2 Idade Média e Renascimento

Durante a Idade Média e o Renascimento, as percepções e tratamentos das doenças mentais oscilaram entre abordagens supersticiosas e emergentes práticas científicas.

Idade Média:

- **Europa:** Na Europa medieval, as doenças mentais eram frequentemente vistas como possessões demoníacas ou punições divinas. A Igreja desempenhava um papel central no tratamento, utilizando exorcismos e outras práticas religiosas. Instituições como os manicômios começaram a surgir, muitas vezes com condições desumanas e tratamentos brutais.
- **Mundo Islâmico:** Em contraste, no mundo islâmico, houve avanços significativos. Médicos como Avicena (Ibn Sina) abordaram as doenças mentais de maneira mais científica. Em sua obra "O Livro da Cura", Avicena descreveu várias condições mentais e sugeriu tratamentos como banhos, massagens e terapia ocupacional. A abordagem islâmica foi mais humanitária e baseada em observações clínicas.

Renascimento:

- **Reavivamento Científico:** O Renascimento trouxe um renascimento do interesse científico e filosófico. Johann Weyer, um dos primeiros a desafiar a ideia de bruxaria, argumentou que muitas pessoas acusadas de serem bruxas eram, na verdade, doentes mentais. Em sua obra "De Praestigiis Daemonum", Weyer defendeu uma abordagem mais compassiva e médica.
- **Hospitais Psiquiátricos:** O período também viu a criação dos primeiros hospitais psiquiátricos, como o Hospital de Bethlem em Londres. Embora as condições fossem inicialmente rudimentares, representaram um passo em direção a um tratamento mais sistemático das doenças mentais. Médicos começaram a experimentar tratamentos mais organizados, incluindo o confinamento em ambientes controlados.

2.3 Século XIX e Revolução Industrial

O século XIX foi um período de significativas reformas e avanços na psiquiatria, impulsionados pela Revolução Industrial e mudanças sociais.

Reformas na Psiquiatria:

- **Philippe Pinel:** Na França, Philippe Pinel foi um pioneiro na humanização do tratamento dos pacientes mentais. Em 1793, ele ordenou a remoção das correntes dos pacientes no Asilo de Bicêtre, promovendo a terapia moral, que enfatizava um ambiente tranquilo e tratamento respeitoso.
- **Dorothea Dix:** Nos Estados Unidos, Dorothea Dix fez campanhas incansáveis para a criação de hospitais psiquiátricos e melhores condições de tratamento. Sua advocacia resultou na construção de mais de 30 instituições e melhorou as condições de vida para milhares de pacientes.

Desenvolvimentos Científicos:

- **Emil Kraepelin:** Kraepelin desenvolveu um sistema de classificação para doenças mentais que influenciou profundamente a psiquiatria moderna. Ele diferenciou entre psicose maníaco-depressiva (hoje transtorno bipolar) e demência precoce (hoje esquizofrenia), estabelecendo bases para o diagnóstico contemporâneo.
- **Sigmund Freud:** Freud introduziu a psicanálise, uma abordagem revolucionária que focava na exploração do inconsciente. Ele propôs que conflitos internos e experiências da infância eram centrais para a compreensão das doenças mentais. A psicanálise abriu novas fronteiras na psicoterapia e influenciou profundamente a psiquiatria.

2.4 Século XX e Modernidade

O século XX trouxe inovações significativas e mudanças na abordagem e tratamento das doenças mentais, refletindo o rápido avanço científico e tecnológico.

Inovações e Controvérsias:

- **Lobotomia e ECT:** A introdução de tratamentos como a lobotomia e a terapia eletroconvulsiva (ECT) trouxe esperança e controvérsia. Enquanto alguns pacientes mostraram melhorias, outros sofreram efeitos colaterais graves. Esses tratamentos foram progressivamente refinados ou substituídos por alternativas mais seguras e eficazes.
- **Medicamentos Psicofármacos:** A descoberta de medicamentos psicotrópicos na década de 1950, como os antipsicóticos (clorpromazina) e antidepressivos (imipramina), revolucionou o tratamento das doenças mentais. Esses medicamentos permitiram que muitos pacientes vivessem fora das instituições, controlando seus sintomas de maneira eficaz.

Movimentos de Desinstitucionalização:

- **Desinstitucionalização:** A partir dos anos 1960, os movimentos de desinstitucionalização promoveram o fechamento de muitos hospitais psiquiátricos e a criação de programas comunitários de saúde mental. Embora visassem oferecer cuidados mais humanitários e integrados na comunidade, a falta de recursos adequados resultou em desafios significativos, incluindo um aumento de doentes mentais vivendo em condições precárias ou enfrentando o sistema de justiça criminal.

Era Digital e Tecnológica:

- **Neurociência:** A neurociência avançou significativamente, com tecnologias de imagem cerebral (como fMRI e PET) permitindo uma compreensão mais profunda dos mecanismos biológicos subjacentes às doenças mentais. Essas técnicas revelaram como alterações em neurotransmissores e estruturas cerebrais estão relacionadas a diferentes transtornos.
- **Telepsiquiatria e Terapias Digitais:** A telepsiquiatria e os aplicativos de saúde mental começaram a transformar o acesso ao tratamento, especialmente em áreas remotas. A inteligência artificial e a big data estão sendo usadas para melhorar os diagnósticos e personalizar tratamentos, oferecendo novas esperanças para pacientes e profissionais de saúde mental.

Reflexões Finais

A história das doenças mentais é uma crônica de avanços e retrocessos, de estigmas e compaixão. Compreender essa história é crucial para continuar avançando na direção de tratamentos mais eficazes e humanitários. À medida que exploramos os capítulos seguintes, essa perspectiva histórica fornecerá um contexto rico para os desenvolvimentos modernos e as inovações futuras na psiquiatria e na saúde mental.

Capítulo 3: Principais Doenças Mentais e Seus Sintomas

Neste capítulo, exploramos algumas das principais doenças mentais, suas características e sintomas. Compreender essas condições é fundamental para reconhecer sinais precoces, buscar ajuda adequada e apoiar aqueles que sofrem com esses transtornos.

3.1 Depressão

Descrição Geral: A depressão é uma das doenças mentais mais comuns, afetando milhões de pessoas em todo o mundo. Trata-se de um transtorno de humor caracterizado por uma tristeza profunda e persistente, além de uma perda significativa de interesse ou prazer em atividades anteriormente prazerosas.

Sintomas:

- **Emocionais:** Sentimentos de tristeza, vazio, desesperança e irritabilidade. Muitas vezes, as pessoas com depressão podem se sentir inúteis ou culpadas de maneira excessiva.
- **Cognitivos:** Dificuldade de concentração, tomada de decisões e lembrança de detalhes. Pensamentos de morte ou suicídio são comuns em casos graves.
- **Físicos:** Fadiga persistente, alterações no apetite e no peso (perda ou ganho significativos), distúrbios do sono (insônia ou hipersonia), dores e desconfortos sem causa física aparente.
- **Comportamentais:** Afastamento de amigos e familiares, perda de interesse em atividades que antes eram prazerosas, redução na produtividade e no desempenho escolar ou profissional.

Impacto na Vida Quotidiana: A depressão pode interferir seriamente na capacidade de uma pessoa de trabalhar, estudar, dormir, comer e desfrutar da vida. Em casos extremos, pode levar ao suicídio, tornando essencial a busca de tratamento.

3.2 Ansiedade

Descrição Geral: A ansiedade é uma reação normal ao estresse, mas quando se torna excessiva e persistente, pode transformar-se em um transtorno de ansiedade. Este estado envolve uma preocupação constante e intensa que interfere na vida diária.

Sintomas:

- **Emocionais:** Sentimentos de medo, apreensão e nervosismo. Preocupação excessiva e dificuldade em controlar esses sentimentos.
- **Cognitivos:** Pensamentos intrusivos e catastróficos sobre o futuro, dificuldade de concentração e sensação de que algo ruim vai acontecer.
- **Físicos:** Tremores, sudorese, batimentos cardíacos acelerados, tensão muscular, tontura e náuseas.
- **Comportamentais:** Evitação de situações que causam ansiedade, comportamentos de busca de segurança e dificuldade em relaxar.

Tipos de Transtornos de Ansiedade:

- **Transtorno de Ansiedade Generalizada (TAG):** Preocupação excessiva e incontrolável sobre diversas áreas da vida.
- **Transtorno do Pânico:** Ataques de pânico recorrentes e inesperados, com medo constante de novos ataques.
- **Fobias Específicas:** Medo intenso e irracional de objetos ou situações específicas.
- **Transtorno de Ansiedade Social:** Medo intenso de ser julgado ou humilhado em situações sociais.
- **Transtorno de Ansiedade de Separação:** Medo excessivo de ser separado de casa ou de pessoas importantes.

3.3 Transtorno Bipolar

Descrição Geral: O transtorno bipolar, também conhecido como transtorno maníaco-depressivo, é caracterizado por mudanças extremas de humor. Os episódios de euforia (mania) alternam-se com períodos de depressão.

Sintomas:

- **Mania:**
    - **Emocionais:** Sentimento de euforia, aumento da autoestima, sensação de grandeza.
    - **Cognitivos:** Pensamentos acelerados, discurso rápido, ideias grandiosas, falta de discernimento.
    - **Físicos:** Aumento de energia, redução da necessidade de sono.
    - **Comportamentais:** Comportamento impulsivo, gastos excessivos, envolvimento em atividades de risco.
- **Depressão:**
    - **Emocionais:** Sentimentos de tristeza, desesperança, perda de interesse.
    - **Cognitivos:** Dificuldade de concentração, pensamentos suicidas.
    - **Físicos:** Fadiga, alterações no apetite e sono.
    - **Comportamentais:** Afastamento de atividades sociais, redução na funcionalidade.

Impacto na Vida Quotidiana: As mudanças de humor podem afetar significativamente a vida social, profissional e pessoal, tornando difícil para os indivíduos manterem relacionamentos e carreiras estáveis.

3.4 Esquizofrenia

Descrição Geral: A esquizofrenia é um transtorno mental grave que afeta a maneira como uma pessoa pensa, sente e se comporta. É caracterizada por uma desconexão da realidade (psicose).

Sintomas:

- **Positivos (adição de comportamentos anormais):** Alucinações (ouvir, ver ou sentir coisas que não existem), delírios (crenças falsas e irracionais), pensamentos desorganizados e comportamento agitado.
- **Negativos (diminuição de comportamentos normais):** Falta de motivação, retraimento social, dificuldade de expressar emoções, redução da fala.
- **Cognitivos:** Problemas de memória, dificuldade de concentração, função executiva comprometida.

Impacto na Vida Quotidiana: A esquizofrenia pode levar a problemas significativos na vida diária, incluindo dificuldade em manter um emprego, relações interpessoais e cuidado pessoal.

3.5 Transtornos de Personalidade

Descrição Geral: Transtornos de personalidade envolvem padrões duradouros de comportamento, cognição e experiência emocional que desviam das expectativas culturais. Esses padrões são inflexíveis e causam dificuldades significativas na vida diária.

Tipos e Sintomas:

- **Transtorno de Personalidade Borderline (TPB):** Instabilidade nas relações interpessoais, autoimagem e emoções. Comportamentos impulsivos e medo intenso de abandono.
- **Transtorno de Personalidade Antissocial:** Desrespeito persistente pelos direitos dos outros, comportamento impulsivo e agressivo, falta de remorso.
- **Transtorno de Personalidade Narcisista:** Sentimento de grandiosidade, necessidade de admiração e falta de empatia.
- **Transtorno de Personalidade Obsessivo-Compulsiva:** Preocupação excessiva com ordem, perfeccionismo e controle.

Impacto na Vida Quotidiana: Esses transtornos podem causar dificuldades significativas nas relações interpessoais e na funcionalidade social e profissional, muitas vezes levando a conflitos e isolamento.

3.6 Transtorno Obsessivo-Compulsivo (TOC)

Descrição Geral: O TOC é caracterizado por pensamentos obsessivos indesejados e comportamentos compulsivos repetitivos destinados a reduzir a ansiedade causada por essas obsessões.

Sintomas:

- **Obsessões:** Pensamentos intrusivos e persistentes que causam ansiedade (por exemplo, medo de contaminação, dúvidas excessivas).
- **Compulsões:** Comportamentos repetitivos ou atos mentais realizados para aliviar a ansiedade (por exemplo, lavar as mãos repetidamente, verificar portas várias vezes).

Impacto na Vida Quotidiana: As obsessões e compulsões podem consumir uma quantidade significativa de tempo, interferindo nas atividades diárias e causando sofrimento considerável.

3.7 Transtornos Alimentares

Descrição Geral: Transtornos alimentares envolvem comportamentos extremos relacionados à alimentação, peso e imagem corporal. Esses comportamentos podem ter consequências graves para a saúde física e mental.

Tipos e Sintomas:

- **Anorexia Nervosa:** Restrição severa da ingestão alimentar, medo intenso de ganhar peso e uma imagem corporal distorcida. Pode levar à desnutrição e complicações médicas graves.
- **Bulimia Nervosa:** Episódios de compulsão alimentar seguidos de comportamentos compensatórios, como vômitos autoinduzidos, uso de laxantes ou exercício excessivo. Causa danos ao sistema digestivo e outros problemas de saúde.
- **Transtorno da Compulsão Alimentar:** Episódios recorrentes de compulsão alimentar sem comportamentos compensatórios, levando ao ganho de peso e problemas de saúde associados.

Impacto na Vida Quotidiana: Esses transtornos podem afetar gravemente a saúde física e emocional, interferir nas atividades diárias e causar isolamento social.

Reflexões Finais

Este capítulo ofereceu uma visão geral dos principais transtornos mentais, destacando seus sintomas e impactos na vida cotidiana. A compreensão dessas condições é essencial para promover a empatia, reduzir o estigma e incentivar a busca de tratamento adequado. Nos capítulos seguintes, exploraremos os avanços na medicina, tratamentos revolucionários e como a sociedade está respondendo ao desafio das doenças mentais.

Capítulo 4: Conhecimentos Médicos e Psiquiátricos

O conhecimento sobre doenças mentais evoluiu significativamente ao longo das décadas, com avanços em várias áreas da medicina e psicologia. Este capítulo explora essas áreas, destacando as contribuições da neurociência, psicologia clínica, diagnósticos padronizados, e a interação entre fatores biológicos, genéticos, ambientais e sociais.

4.1 Neurociência e Saúde Mental

Descrição Geral: A neurociência é o campo que estuda o sistema nervoso, incluindo o cérebro, com foco em entender como ele influencia a saúde mental. Os avanços nesse campo têm sido cruciais para a compreensão das bases biológicas das doenças mentais.

Funções dos Neurotransmissores:

- **Serotonina:** Associada à regulação do humor, sono e apetite. Baixos níveis de serotonina estão ligados à depressão e ansiedade.
- **Dopamina:** Relacionada ao prazer e recompensa. Alterações nos níveis de dopamina são observadas em transtornos como esquizofrenia e transtorno bipolar.
- **Noradrenalina:** Influencia a resposta ao estresse e ao humor. Desequilíbrios podem contribuir para transtornos de ansiedade e depressão.
- **GABA e Glutamato:** GABA é um neurotransmissor inibitório que ajuda a controlar a ansiedade, enquanto o glutamato é excitador e está envolvido em funções cognitivas. Desequilíbrios podem estar associados a transtornos de ansiedade e esquizofrenia.

Estrutura Cerebral:

- **Córtex Pré-Frontal:** Envolvido no planejamento, tomada de decisões e comportamento social. Disfunções nesta área são comuns em transtornos como TDAH e esquizofrenia.
- **Hipocampo:** Responsável pela formação de memórias. A redução do volume do hipocampo é frequentemente observada em pessoas com depressão e TEPT.
- **Amígdala:** Central na regulação das emoções, especialmente o medo e a ansiedade. Hiperatividade na amígdala está associada a transtornos de ansiedade.

Imagens Cerebrais:

- **Ressonância Magnética Funcional (fMRI):** Permite a visualização da atividade cerebral em tempo real, ajudando a identificar áreas envolvidas em diferentes doenças mentais.
- **Tomografia por Emissão de Pósitrons (PET):** Utilizada para medir processos metabólicos no cérebro, ajudando a entender a função dos neurotransmissores.

4.2 Psicologia Clínica

Descrição Geral: A psicologia clínica é a aplicação de teorias e práticas psicológicas para o diagnóstico e tratamento de doenças mentais. Esse campo integra a avaliação, diagnóstico, prevenção e tratamento de problemas psicológicos.

Avaliação e Diagnóstico:

- **Entrevistas Clínicas:** Conversas estruturadas ou semiestruturadas com o paciente para entender seus sintomas, histórico e contextos social e familiar.
- **Testes Psicológicos:** Ferramentas padronizadas como o MMPI (Inventário Multifásico de Personalidade de Minnesota) e o BDI (Inventário de Depressão de Beck) são usados para avaliar traços de personalidade e sintomas de depressão, respectivamente.
- **Observação Comportamental:** Avaliação direta do comportamento do paciente em diferentes contextos.

Intervenções Terapêuticas:

- **Terapia Cognitivo-Comportamental (TCC):** Focada em identificar e modificar pensamentos e comportamentos negativos. Eficaz para depressão, ansiedade, TOC e transtornos alimentares.
- **Terapia Psicodinâmica:** Explora conflitos inconscientes e experiências passadas para entender os comportamentos atuais. Baseada nas teorias de Freud e outros.
- **Terapia Humanista:** Enfatiza o potencial de crescimento pessoal e a autorrealização, centrando-se na experiência subjetiva do indivíduo.
- **Terapia Familiar e Sistêmica:** Foca nas dinâmicas familiares e como elas influenciam o comportamento individual.

4.3 Diagnóstico e Classificação (DSM-5 e CID-11)

Descrição Geral: Os manuais DSM-5 (Manual Diagnóstico e Estatístico de Transtornos Mentais) e CID-11 (Classificação Internacional de Doenças) são usados para diagnosticar e classificar doenças mentais, fornecendo critérios padronizados para os profissionais de saúde mental.

DSM-5:

- **Histórico:** Publicado pela primeira vez em 1952 pela Associação Americana de Psiquiatria, o DSM passou por várias revisões, sendo a quinta edição lançada em 2013.
- **Estrutura:** Inclui critérios diagnósticos específicos para cada transtorno, organizados em categorias como transtornos de ansiedade, depressão, esquizofrenia, entre outros.
- **Aplicação:** Utilizado principalmente nos Estados Unidos, serve como referência para a pesquisa e prática clínica.

CID-11:

- **Histórico:** Desenvolvido pela Organização Mundial da Saúde (OMS), a CID é usada globalmente e a 11ª edição foi lançada em 2018.
- **Estrutura:** Classifica doenças e condições de saúde em um sistema de códigos, incluindo transtornos mentais. Facilita a coleta de dados estatísticos e epidemiológicos.
- **Aplicação:** Utilizado em todo o mundo para diagnóstico, pesquisa e políticas de saúde pública.

4.4 Fatores Biológicos e Genéticos

Descrição Geral: A pesquisa indica que muitos transtornos mentais têm componentes genéticos e biológicos, influenciando seu desenvolvimento e progressão.

Genética:

- **Herança Genética:** Estudos de gêmeos e famílias mostram que transtornos como esquizofrenia, transtorno bipolar e depressão têm uma forte base genética.
- **Genes Específicos:** Pesquisas estão identificando genes específicos que podem aumentar a susceptibilidade a certas doenças mentais. Por exemplo, o gene COMT está associado ao risco de esquizofrenia.
- **Epigenética:** Fatores ambientais podem influenciar a expressão gênica, modulando o risco de desenvolver doenças mentais.

Fatores Biológicos:

- **Neurotransmissores:** Como mencionado anteriormente, desequilíbrios nos níveis de neurotransmissores como serotonina, dopamina e noradrenalina estão associados a várias condições mentais.
- **Estrutura Cerebral:** Alterações na estrutura e função de áreas cerebrais específicas podem contribuir para o desenvolvimento de transtornos mentais.
- **Hormônios:** Desequilíbrios hormonais, como cortisol elevado em resposta ao estresse, podem predispor indivíduos a transtornos como depressão e ansiedade.

4.5 Fatores Ambientais e Sociais

Descrição Geral: Ambientes estressantes, traumas e fatores sociais desempenham um papel significativo no desenvolvimento de doenças mentais. A interação entre esses fatores e a predisposição biológica/genética é complexa e multifacetada.

Traumas:

- **Infância:** Experiências adversas na infância, como abuso, negligência e perda dos pais, estão fortemente associadas ao desenvolvimento de transtornos mentais na vida adulta.
- **Eventos de Vida:** Traumas significativos em qualquer fase da vida, como violência, desastres naturais ou acidentes graves, podem desencadear condições como TEPT (Transtorno de Estresse Pós-Traumático).

Estresse e Pressão Social:

- **Estresse Crônico:** O estresse contínuo, seja devido a problemas financeiros, desemprego ou relacionamentos problemáticos, pode precipitar ou agravar transtornos mentais.
- **Pressões Sociais:** Discriminação, exclusão social e bullying são fatores de risco para o desenvolvimento de doenças mentais, especialmente em populações vulneráveis.

Redes de Suporte:

- **Apoio Social:** Redes de apoio sólidas, como família e amigos, podem proteger contra o desenvolvimento de doenças mentais e ajudar na recuperação.
- **Comunidade e Recursos:** A disponibilidade de recursos comunitários, como serviços de saúde mental acessíveis e programas de apoio, é crucial para a prevenção e tratamento eficazes.

Reflexões Finais

Compreender os conhecimentos médicos e psiquiátricos sobre as doenças mentais é essencial para desmistificar essas condições e promover intervenções eficazes. O avanço contínuo nas áreas da neurociência, psicologia clínica, diagnóstico, e a consideração de fatores biológicos, genéticos, ambientais e sociais são fundamentais para melhorar a saúde mental global. Nos próximos capítulos, exploraremos os tratamentos revolucionários e as novas fronteiras na medicina e na saúde mental.

Capítulo 5: Desenvolvimentos na Medicina Psiquiátrica

A medicina psiquiátrica tem evoluído rapidamente nas últimas décadas, com avanços significativos em várias áreas que oferecem novas esperanças para o tratamento de doenças mentais. Este capítulo detalha esses desenvolvimentos, incluindo a psicofarmacologia, terapias psicossociais, neuromodulação, medicina personalizada e terapias digitais.

5.1 Psicofarmacologia

Descrição Geral: A psicofarmacologia é o estudo de como os medicamentos afetam a mente e o comportamento. O uso de medicamentos psiquiátricos tem sido uma das principais abordagens no tratamento de doenças mentais.

Antidepressivos:

- **Inibidores Seletivos da Recaptação de Serotonina (ISRS):** Fluoxetina, sertralina e escitalopram aumentam os níveis de serotonina no cérebro, melhorando o humor e aliviando a depressão.
- **Antidepressivos Tricíclicos (ATC):** Amitriptilina e nortriptilina são eficazes, mas têm mais efeitos colaterais em comparação com os ISRS.
- **Inibidores da Monoamina Oxidase (IMAO):** Fenelzina e tranilcipromina são usados menos frequentemente devido a interações alimentares e medicamentosas, mas são eficazes para depressões resistentes.

Antipsicóticos:

- **Antipsicóticos Típicos:** Haloperidol e clorpromazina são eficazes no tratamento de sintomas positivos da esquizofrenia, como alucinações e delírios.
- **Antipsicóticos Atípicos:** Risperidona, olanzapina e quetiapina tratam tanto sintomas positivos quanto negativos da esquizofrenia, com menos efeitos extrapiramidais.

Ansiolíticos:

- **Benzodiazepinas:** Diazepam e alprazolam são eficazes para ansiedade aguda, mas têm potencial para dependência.
- **Buspirona:** Usada para transtornos de ansiedade generalizada, tem menos risco de dependência.

Estabilizadores de Humor:

- **Lítio:** Considerado o padrão-ouro para o tratamento de transtorno bipolar, é eficaz na prevenção de episódios maníacos e depressivos.
- **Anticonvulsivantes:** Valproato e lamotrigina são usados como estabilizadores de humor, especialmente em pacientes que não respondem bem ao lítio.

5.2 Terapias Psicossociais

Descrição Geral: As terapias psicossociais focam na interação entre fatores sociais e individuais, oferecendo intervenções psicológicas para melhorar a saúde mental.

Terapia Cognitivo-Comportamental (TCC):

- **Estrutura e Técnicas:** A TCC envolve a identificação e modificação de pensamentos e comportamentos negativos. Técnicas incluem reestruturação cognitiva, exposição gradual e treinamento de habilidades sociais.
- **Aplicações:** Eficaz para depressão, ansiedade, TOC, PTSD e transtornos alimentares. A TCC é muitas vezes a primeira linha de tratamento para muitos transtornos mentais.

Terapia Dialética Comportamental (TDC):

- **Descrição Geral:** Desenvolvida para o tratamento de transtorno de personalidade borderline, a TDC combina técnicas de TCC com conceitos de aceitação e mindfulness.
- **Estrutura:** Inclui terapia individual, treinamento de habilidades em grupo, coaching por telefone e consulta entre terapeutas.
- **Aplicações:** Além do transtorno borderline, a TDC é eficaz para transtornos de humor, transtornos alimentares e uso de substâncias.

Outras Terapias Psicossociais:

- **Terapia Familiar e Sistêmica:** Foca na dinâmica e comunicação familiar, útil para tratar transtornos alimentares e problemas de comportamento infantil.
- **Terapia de Aceitação e Compromisso (ACT):** Envolve aceitar pensamentos e sentimentos desagradáveis enquanto se compromete a ações alinhadas com valores pessoais. Eficaz para depressão, ansiedade e dor crônica.

5.3 Neuromodulação

Descrição Geral: A neuromodulação envolve o uso de tecnologias para alterar a atividade cerebral com o objetivo de tratar doenças mentais resistentes.

Estimulação Magnética Transcraniana (EMT):

- **Descrição Geral:** EMT utiliza campos magnéticos para estimular áreas específicas do cérebro. É não invasiva e tem poucos efeitos colaterais.
- **Aplicações:** Eficaz para depressão resistente ao tratamento e tem mostrado benefícios em transtornos de ansiedade e TDAH.

Estimulação Cerebral Profunda (ECP):

- **Descrição Geral:** ECP envolve a implantação de eletrodos no cérebro para regular a atividade neuronal. É uma intervenção mais invasiva, geralmente usada para casos graves e resistentes.
- **Aplicações:** Utilizada para tratar transtorno obsessivo-compulsivo (TOC) e depressão resistente ao tratamento. Também tem aplicação em doenças neurológicas como Parkinson.

Estimulação do Nervo Vago (ENV):

- **Descrição Geral:** ENV envolve a estimulação do nervo vago através de um dispositivo implantado no peito. Ajuda a regular o humor e outros sintomas.
- **Aplicações:** Usada para tratar depressão resistente e epilepsia.

5.4 Medicina Personalizada

Descrição Geral: A medicina personalizada considera a variabilidade genética, ambiental e estilo de vida de cada paciente para otimizar tratamentos.

Genómica e Psiquiatria:

- **Testes Genéticos:** Testes como GeneSight ajudam a prever a resposta aos medicamentos com base no perfil genético do paciente.
- **Farmacogenética:** Ajustes na medicação com base em variantes genéticas podem melhorar a eficácia e reduzir efeitos colaterais.

Abordagens Personalizadas:

- **Tratamento Individualizado:** Inclui a combinação de terapias farmacológicas e psicossociais específicas para as necessidades de cada paciente.
- **Modelos Preditivos:** Uso de inteligência artificial e machine learning para prever o curso da doença e resposta ao tratamento com base em grandes conjuntos de dados.

5.5 Terapias Digitais

Descrição Geral: As terapias digitais estão transformando o acesso e a eficácia dos tratamentos para doenças mentais através de aplicativos e plataformas online.

Aplicativos de Saúde Mental:

- **Headspace e Calm:** Oferecem meditação guiada e exercícios de mindfulness para reduzir o estresse e melhorar o bem-estar.
- **Woebot:** Um chatbot que utiliza princípios de TCC para ajudar os usuários a gerenciar pensamentos negativos e sintomas de depressão e ansiedade.

Plataformas de Telemedicina:

- **BetterHelp e Talkspace:** Conectam pacientes com terapeutas licenciados através de sessões online, aumentando o acesso ao tratamento psicológico.
- **Vantagens:** Flexibilidade, acessibilidade e anonimato, especialmente benéficos para aqueles que vivem em áreas remotas ou têm dificuldades de mobilidade.

Terapias Baseadas em Realidade Virtual:

- **Descrição Geral:** Realidade virtual (VR) é usada para criar ambientes controlados onde os pacientes podem enfrentar seus medos e traumas de forma segura.
- **Aplicações:** Eficaz para tratamento de fobias, PTSD e reabilitação cognitiva.

Reflexões Finais

Os desenvolvimentos na medicina psiquiátrica oferecem novas esperanças e melhores opções de tratamento para pessoas com doenças mentais. Desde avanços em psicofarmacologia e terapias psicossociais até técnicas inovadoras de neuromodulação e abordagens personalizadas, o campo continua a evoluir rapidamente. As terapias digitais estão democratizando o acesso ao tratamento, proporcionando apoio e recursos a um público mais amplo. Nos próximos capítulos, exploraremos os tratamentos revolucionários e as novas fronteiras na medicina e na saúde mental.

Capítulo 6: Tratamentos Revolucionários e Futuras Perspectivas

Os avanços na pesquisa e tecnologia estão revolucionando o campo da saúde mental, oferecendo novas opções de tratamento que prometem transformar a vida de milhões de pessoas. Este capítulo explora algumas das abordagens mais promissoras, desde terapias assistidas por psicodélicos até a aplicação de inteligência artificial e telepsiquiatria.

6.1 Terapia Assistida por Psicodélicos

Descrição Geral: A terapia assistida por psicodélicos está ganhando atenção como uma abordagem inovadora para o tratamento de várias condições mentais. Substâncias como a psilocibina (encontrada em cogumelos alucinógenos) e o MDMA (comumente conhecido como ecstasy) estão sendo estudadas por seu potencial terapêutico.

Psilocibina:

- **Estudos Clínicos:** Pesquisas mostram que a psilocibina pode induzir experiências místicas e insights profundos, ajudando a tratar depressão resistente, ansiedade e dependência.
- **Mecanismo de Ação:** Acredita-se que a psilocibina redefine as redes neurais, promovendo a plasticidade cerebral e reduzindo padrões rígidos de pensamento.

MDMA:

- **Tratamento de PTSD:** Estudos de fase 3 conduzidos pela Multidisciplinary Association for Psychedelic Studies (MAPS) indicam que a terapia assistida por MDMA é eficaz para o tratamento de PTSD grave.
- **Experiência Terapêutica:** O MDMA aumenta a empatia e a conexão emocional, permitindo que os pacientes confrontem e processem traumas de forma segura.

Desafios e Considerações:

- **Regulação e Legalidade:** O uso terapêutico de psicodélicos ainda enfrenta barreiras regulatórias, embora haja um movimento crescente para reclassificar essas substâncias.
- **Contexto Terapêutico:** A eficácia da terapia assistida por psicodélicos depende de um ambiente controlado e da presença de profissionais treinados para guiar a experiência.

6.2 Estimulação Magnética Transcraniana (EMT)

Descrição Geral: A EMT é uma técnica não invasiva que utiliza campos magnéticos para estimular áreas específicas do cérebro. É aprovada pela FDA para o tratamento de depressão resistente ao tratamento e está sendo explorada para outras condições.

Funcionamento:

- **Procedimento:** Durante uma sessão de EMT, uma bobina eletromagnética é colocada perto do couro cabeludo. Os pulsos magnéticos estimulam as células nervosas na região alvo do cérebro.
- **Efeitos Terapêuticos:** A EMT pode melhorar a comunicação entre as regiões do cérebro envolvidas na regulação do humor.

Aplicações Clínicas:

- **Depressão:** Estudos mostram que a EMT é eficaz na redução dos sintomas de depressão, especialmente em pacientes que não respondem a medicamentos tradicionais.
- **Outros Usos:** Há pesquisas em andamento sobre o uso de EMT para tratar ansiedade, TOC, TDAH e dor crônica.

Vantagens e Limitações:

- **Benefícios:** É uma opção de tratamento com poucos efeitos colaterais, não invasiva e com tempo de recuperação mínimo.
- **Desafios:** A eficácia pode variar entre os indivíduos, e o tratamento geralmente requer várias sessões.

6.3 Intervenções Genéticas

Descrição Geral: As intervenções genéticas estão emergindo como uma fronteira promissora na psiquiatria, com potencial para abordar as bases biológicas de muitas doenças mentais.

Genética e Saúde Mental:

- **Predisposição Genética:** Estudos genômicos têm identificado vários genes associados a transtornos mentais como esquizofrenia, bipolaridade e depressão.
- **Edição de Genes:** Técnicas como CRISPR-Cas9 abrem a possibilidade de corrigir mutações genéticas que contribuem para essas condições.

Aplicações Potenciais:

- **Prevenção:** Testes genéticos podem identificar indivíduos em risco, permitindo intervenções precoces.
- **Tratamento Personalizado:** A compreensão dos fatores genéticos pode levar a terapias mais específicas e eficazes, ajustadas às necessidades individuais.

Considerações Éticas:

- **Implicações Éticas:** A manipulação genética levanta questões éticas sobre consentimento, acessibilidade e uso potencial para eugenia.
- **Regulação:** É crucial que as intervenções genéticas sejam rigorosamente reguladas para garantir a segurança e a equidade no acesso.

6.4 Inteligência Artificial em Saúde Mental

Descrição Geral: A inteligência artificial (IA) está transformando a saúde mental através do desenvolvimento de ferramentas de diagnóstico mais precisas e personalizadas, bem como terapias baseadas em dados comportamentais.

Diagnóstico e Previsão:

- **Modelos Preditivos:** Algoritmos de IA podem analisar grandes volumes de dados para identificar padrões que indicam risco de doenças mentais.
- **Personalização:** Ferramentas de IA podem sugerir tratamentos personalizados com base no perfil único de cada paciente.

Terapias Baseadas em IA:

- **Chatbots Terapêuticos:** Aplicativos como Woebot usam IA para fornecer suporte terapêutico baseado em técnicas de TCC.
- **Monitoramento Contínuo:** Sensores e dispositivos vestíveis podem monitorar sinais fisiológicos e comportamentais, fornecendo feedback em tempo real para intervenções preventivas.

Desafios e Oportunidades:

- **Privacidade:** A coleta e uso de dados sensíveis requerem robustas medidas de segurança e privacidade.
- **Acessibilidade:** A IA pode democratizar o acesso aos cuidados de saúde mental, mas é necessário garantir que as tecnologias sejam acessíveis a todos.

6.5 Telepsiquiatria e Acessibilidade Global

Descrição Geral: A telepsiquiatria está expandindo o acesso a cuidados de saúde mental, especialmente em áreas remotas ou subatendidas, através de consultas virtuais.

Benefícios da Telepsiquiatria:

- **Acesso Ampliado:** Permite que pacientes em áreas rurais ou com mobilidade limitada acessem profissionais de saúde mental.
- **Flexibilidade:** Consultas online podem ser mais convenientes para pacientes com horários restritos.

Tecnologia e Implementação:

- **Plataformas de Telemedicina:** Serviços como BetterHelp e Talkspace conectam pacientes a terapeutas licenciados através de vídeo, telefone e mensagens de texto.
- **Infraestrutura:** A expansão da telepsiquiatria depende de uma infraestrutura robusta de internet e tecnologia acessível.

Impacto Global:

- **Equidade:** Telepsiquiatria pode reduzir as disparidades no acesso a cuidados de saúde mental em nível global.
- **Resiliência:** Durante crises, como a pandemia de COVID-19, a telepsiquiatria tem provado ser uma ferramenta essencial para a continuidade dos cuidados.

Reflexões Finais

Os tratamentos revolucionários e as futuras perspectivas na psiquiatria oferecem novas esperanças para pacientes e profissionais. As terapias assistidas por psicodélicos, a estimulação magnética transcraniana, as intervenções genéticas, a inteligência artificial e a telepsiquiatria estão redefinindo o campo, trazendo abordagens inovadoras e mais acessíveis. A pesquisa contínua e a implementação cuidadosa dessas novas tecnologias são cruciais para maximizar seus benefícios e minimizar os riscos, garantindo que todos os indivíduos possam ter acesso a cuidados de saúde mental eficazes e compassivos.

Capítulo 7: Conclusão

Ao longo deste livro, exploramos a vasta e complexa história das doenças mentais, desde as práticas primitivas da antiguidade até os tratamentos revolucionários dos dias atuais. A jornada da psiquiatria reflete não apenas os avanços científicos e médicos, mas também mudanças sociais, culturais e éticas. Esta conclusão resume os principais pontos abordados e oferece reflexões sobre o futuro da saúde mental.

Revisão dos Principais Tópicos

1. História das Doenças Mentais: Desde os tempos antigos, as doenças mentais foram mal compreendidas e frequentemente temidas. No entanto, cada era trouxe novas perspectivas e práticas. Na antiguidade, as doenças mentais eram vistas como possessões espirituais ou punições divinas. Durante a Idade Média e o Renascimento, práticas como exorcismos e asilos refletiam a confusão e o estigma associados às condições mentais. Com a Revolução Industrial e os avanços científicos do século XIX, surgiram abordagens mais humanitárias e científicas, levando ao desenvolvimento da psiquiatria moderna no século XX.

2. Principais Doenças Mentais e Seus Sintomas: O conhecimento sobre doenças mentais como depressão, ansiedade, transtorno bipolar, esquizofrenia, transtornos de personalidade, transtorno obsessivo-compulsivo (TOC) e transtornos alimentares é fundamental para diagnóstico e tratamento. Cada condição possui características e sintomas específicos que requerem abordagens terapêuticas personalizadas.

3. Conhecimentos Médicos e Psiquiátricos: A neurociência, a psicologia clínica, os manuais de diagnóstico (DSM-5 e CID-11), e a compreensão dos fatores biológicos, genéticos, ambientais e sociais oferecem uma base sólida para a psiquiatria contemporânea. Estes conhecimentos permitem uma visão holística e integrada das doenças mentais.

4. Desenvolvimentos na Medicina Psiquiátrica: Avanços em psicofarmacologia, terapias psicossociais, neuromodulação, medicina personalizada e terapias digitais têm transformado a abordagem ao tratamento de doenças mentais. Estes desenvolvimentos aumentaram significativamente as opções de tratamento e melhoraram a qualidade de vida dos pacientes.

5. Tratamentos Revolucionários e Futuras Perspectivas: Terapias assistidas por psicodélicos, estimulação magnética transcraniana (EMT), intervenções genéticas, inteligência artificial e telepsiquiatria representam a vanguarda da psiquiatria. Estas abordagens prometem revolucionar o tratamento, tornando-o mais eficaz, acessível e personalizado.

Reflexões Sobre o Futuro

Avanços Tecnológicos: As tecnologias emergentes, incluindo inteligência artificial e terapias digitais, oferecem oportunidades para melhorar o diagnóstico, o tratamento e o acompanhamento das doenças mentais. Estas ferramentas podem aumentar a acessibilidade e a personalização dos cuidados, bem como proporcionar suporte contínuo e intervenções precoces.

Educação e Conscientização: A educação sobre saúde mental é crucial para reduzir o estigma e aumentar a compreensão pública. Iniciativas educacionais em escolas, locais de trabalho e comunidades podem promover a empatia e o apoio às pessoas que vivem com doenças mentais.

Políticas de Saúde Mental: Políticas eficazes e inclusivas são essenciais para garantir que todos tenham acesso a cuidados de saúde mental de qualidade. Isso inclui o financiamento adequado para serviços de saúde mental, a formação de profissionais e a implementação de programas de prevenção e intervenção precoce.

Pesquisa Contínua: O avanço contínuo na pesquisa é fundamental para descobrir novas terapias e compreender melhor as causas subjacentes das doenças mentais. Investimentos em pesquisa científica e clínica são necessários para manter o progresso e melhorar os resultados dos pacientes.

Integração de Cuidados: A integração dos cuidados de saúde mental com os cuidados de saúde geral pode melhorar a detecção e o tratamento de doenças mentais. Modelos de cuidados colaborativos, onde profissionais de saúde mental e médicos de atenção primária trabalham juntos, podem proporcionar um atendimento mais abrangente e eficaz.

Considerações Finais

A jornada da psiquiatria é uma reflexão da busca humana por compreensão, compaixão e cura. À medida que continuamos a explorar e inovar no campo da saúde mental, é vital manter um foco equilibrado entre avanços tecnológicos e a necessidade de uma abordagem humanizada e empática. O futuro da saúde mental é promissor, com a esperança de que as novas descobertas e tratamentos proporcionem alívio e dignidade a todos que sofrem de doenças mentais.

Capítulo 8: Bibliografia

Aqui está uma lista de referências e fontes utilizadas ao longo deste livro para aprofundar o conhecimento sobre doenças mentais, tratamentos psiquiátricos e desenvolvimentos na área da saúde mental:

1. American Psychiatric Association. (2013). Diagnostic and statistical manual of mental disorders (5th ed.). Arlington, VA: American Psychiatric Publishing.
2. World Health Organization. (2018). International Classification of Diseases for Mortality and Morbidity Statistics (11th ed.). Geneva: World Health Organization.
3. Kandel, E. R., Schwartz, J. H., & Jessell, T. M. (2000). Principles of neural science (4th ed.). New York: McGraw-Hill.
4. National Institute of Mental Health. (2020). Mental Health Information: Statistics. Retrieved from https://www.nimh.nih.gov/health/statistics/index.shtml
5. Sarris, J., Sinclair, J., Karamacoska, D., Davidson, M., & Firth, J. (2020). Medicinal cannabis for psychiatric disorders: A clinically-focused systematic review. BMC Psychiatry, 20(1), 24.
6. Loo, C. K., Taylor, J. L., Gandevia, S. C., & McDarmont, B. N. (2000). Short-interval intracortical inhibition in bipolar disorder:

A preliminary transcranial magnetic stimulation study. Bipolar Disorders, 2(3 Pt 2), 244-250.
7. Owen, M. J., Sawa, A., & Mortensen, P. B. (2016). Schizophrenia. The Lancet, 388(10039), 86-97.
8. Pascual-Leone, A., Rubio, B., Pallardó, F., & Catalá, M. D. (1996). Rapid-rate transcranial magnetic stimulation of left dorsolateral prefrontal cortex in drug-resistant depression. The Lancet, 348(9022), 233-237.
9. Lieberman, J. A., Stroup, T. S., McEvoy, J. P., Swartz, M. S., Rosenheck, R. A., Perkins, D. O., ... & Davis, S. M. (2005). Effectiveness of antipsychotic drugs in patients with chronic schizophrenia. New England Journal of Medicine, 353(12), 1209-1223.
10. Bandelow, B., Michaelis, S., & Wedekind, D. (2017). Treatment of anxiety disorders. Dialogues in Clinical Neuroscience, 19(2), 93-107.
11. Cuijpers, P., Karyotaki, E., Weitz, E., Andersson, G., Hollon, S. D., van Straten, A., ... & Kessler, R. C. (2019). The effects of psychotherapies for major depression in adults on remission, recovery and improvement: A meta-analysis. Journal of Affective Disorders, 257, 652-660.
12. Carhart-Harris, R. L., Bolstridge, M., Day, C. M., Rucker, J., Watts, R., Erritzoe, D. E.,

... & Nutt, D. J. (2018). Psilocybin with psychological support for treatment-resistant depression: Six-month follow-up. Psychopharmacology, 235(2), 399-408.

Essas referências abrangem uma variedade de fontes acadêmicas, artigos científicos e publicações especializadas que foram fundamentais para a pesquisa e a compreensão das complexidades das doenças mentais e dos avanços em sua tratamento.

www.ingramcontent.com/pod-product-compliance
Lightning Source LLC
Chambersburg PA
CBHW071840210526
45479CB00001B/213